Gustav Lehner

GIFTFREI LEBEN

WIE MAN SICH VON ENERGIERÄUBERN UND NARZISSTEN BEFREIT

© 2024 AIM Publishing

Alle Rechte vorbehalten. Herausgegeben von AIM Publishing

BoD – Books on Demand, Norderstedt

ISBN (Taschenbuch): 978-1-62861-841-9

ISBN (eBook): 978-1-62861-842-6

ISBN (Hörbuch): 978-1-62861-658-3

GIFTFREI LEBEN

WIE MAN SICH VON ENERGIERÄUBERN UND NARZISSTEN BEFREIT

INHALTSVERZEICHNIS

Einleitung 7

Kapitel 1. Was sind toxische Beziehungen 9

Kapitel 2. Persönliche Grenzen als Grundlage
für gesunde Beziehungen 21

Kapitel 3. Wie toxische Persönlichkeiten
uns manipulieren 29

Kapitel 4. Wie man sich aus einer
narzisstischen Beziehung erholt 49

Kapitel 5. Wie man gesunde Beziehungen
aufbaut 59

Schlusswort 65

EINLEITUNG

Gibt es Menschen in Ihrem Leben, die Sie ohne ersichtlichen Grund müde, traurig oder schuldig machen? Das können zufällige Bekanntschaften sein, aber auch nahestehende Personen wie Eltern, Geschwister oder Ehepartner. Es ist sehr wahrscheinlich, dass es sich um toxisches Verhalten handelt. Alle toxischen Menschen haben eines gemeinsam: Durch ihr Verhalten bringen sie Negativität und Unruhe in unser Leben. Sie verursachen Unbehagen oder Ärger. Es ist, als ob ein unsichtbares Gift unser Leben, unsere Gedanken und Gefühle durchdringt.

Je länger wir mit einer toxischen Person zu tun haben, desto schlechter fühlen wir uns. Und je länger die Beziehung dauert, desto schwieriger wird es, sie zu beenden. Deshalb sollten wir uns alle mit dem Thema Giftstoffe in unserem Leben auseinandersetzen.

Toxische Stoffe sind unterschiedlich und die Vorsichtsmaßnahmen hängen von ihrer Gefährlichkeit ab. Einige verursachen nur leichte Beschwerden oder Hautausschläge. Andere sind tödlich und können nur durch sofortiges Verlassen des Raumes oder Gebietes vermieden werden. Dasselbe gilt für toxische Personen.

Nach einer Beziehung mit einer toxischen Person, insbesondere wenn es sich um einen Narzissten handelt, ist es oft ratsam, professionelle psychologische Hilfe in Anspruch zu nehmen. Es ist jedoch möglich, die eigene Genesung zu beschleunigen und sich mit den Tipps aus diesem Buch selbst zu helfen und zu unterstützen.

Wenn Sie sich selbst genauer beobachten, werden Sie vielleicht auch feststellen, dass Sie sich manchmal toxisch verhalten. Die größte Gefahr besteht jedoch darin, dass wir uns mit negativen Gedanken und Selbstgesprächen vergiften. Deshalb sprechen wir in diesem Buch auch über Selbstakzeptanz und Selbstunterstützung.

Wir werden auch kurz auf den Unterschied zwischen gesunden und toxischen Beziehungen eingehen und erklären, warum es für viele Menschen eine Herausforderung ist, gesunde Beziehungen aufzubauen.

Ich hoffe, dass Sie beim Lesen dieses Buches ein besseres Verständnis für Ihre Beziehungen entwickeln und den Wunsch verspüren, in Harmonie und Gesundheit zu leben. Betrachten Sie dieses Buch nicht als eine detaillierte Anleitung zum Umgang mit toxischen Persönlichkeiten, sondern als einen kurzen Leitfaden, der auch Sicherheitshinweise für den Umgang mit toxischer Umgebung enthält.

KAPITEL 1

WAS SIND TOXISCHE BEZIEHUNGEN

Wie erkennt man eine toxische Person?

Toxische Personen sind Menschen, deren Verhalten sich negativ auf das psychische, emotionale und oft auch körperliche Wohlbefinden anderer Menschen auswirkt. Sie zeigen bestimmte Verhaltensmuster, die sie von gesunden und unterstützenden Menschen unterscheiden.

Leider sind die Methoden, mit denen toxische Menschen andere beeinflussen, oft subtil und nicht offensichtlich. Deshalb ist Ihr subjektives Empfinden das wichtigste Kriterium, um eine solche Person zu erkennen. Wenn Sie sich nach einem Gespräch mit jemandem ohne ersichtlichen Grund schuldig, beschämt oder wütend fühlen, sollten Sie dies ernst nehmen. Es ist sehr wahrscheinlich, dass Sie unter dem Einfluss einer toxischen Person stehen.

Es folgt eine Liste von Merkmalen, die für toxische Personen typisch sind:

- Sie nehmen keine Rücksicht auf die Gefühle, Bedürfnisse oder Meinungen anderer Menschen und reden und verhalten sich so, als wären sie allein auf der Welt.
- Sie reden viel, hören aber nicht zu und fragen nicht nach anderen Meinungen.
- Toxische Menschen manipulieren und benutzen andere für ihre eigenen Zwecke.
- Sie greifen zu Lügen und Übertreibungen, wenn sie über ihre Erfolge und positiven Eigenschaften sprechen, während sie die Erfolge anderer ignorieren oder leugnen.
- Sie weigern sich, anderen zu helfen und sie zu unterstützen, benutzen aber gerne die Hilfe anderer für ihre eigenen Zwecke.
- Sie werden oft wütend und aggressiv bei der geringsten Kritik oder bei der Verweigerung, ihre Forderungen zu erfüllen.
- Toxische Personen geben nie zu, dass sie im Unrecht sind und entschuldigen sich nie, sondern geben anderen die Schuld.
- Sie sind davon überzeugt, dass Regeln für andere gelten und nicht für sie selbst.

Untreue, das Verlassen eines geliebten Menschen in Zeiten der Not, um sich nicht um dessen Probleme kümmern zu müssen, sowie körperlicher, finanzieller und sexueller Missbrauch sind ebenfalls typische Verhaltensweisen besonders toxischer Persönlichkeiten.

Um eine toxische Person in Ihrem näheren Umfeld zu identifizieren, können Sie sich auch folgende Fragen stellen:

- Wie reagiert diese Person, wenn ich von meinen Träumen oder Erfolgen erzähle? Ermutigt und unterstützt sie mich oder versucht sie, mich klein zu machen und auf meine Fehler hinzuweisen?
- Wie reagiert diese Person, wenn ich über Schwierigkeiten und Probleme spreche? Erkennt sie meine Gefühle an und unterstützt mich, oder lenkt sie die Aufmerksamkeit auf sich und andere Dinge, beschämt mich und verurteilt mich?
- Was passiert, wenn ich etwas Wichtiges in meinem Leben erreiche? Teilt diese Person meine Freude oder sabotiert sie mein Glück? Kommen vielleicht abfällige Bemerkungen, die meinen Erfolg schmälern?

Ein Beispiel: Anna und Lina sind seit vielen Jahren befreundet. Vor einigen Jahren machte Lina eine schwierige Trennung von ihrem Mann durch. Sie erzählte Anna den ganzen Tag von ihren Sorgen, ihren sexuellen Problemen und ihrer Schlaflosigkeit und rief oft nachts nach Anna, die ihr geduldig zuhörte und sie tröstete. Langsam ging es Lina besser. Heute treffen sie sich in einem Café und Lina erzahlt Anna den ganzen Abend begeistert von ihrem neuen, coolen Partner und ihrem schönen gemeinsamen Leben. Als Anna zaghaft versucht, von sich zu erzählen und ihre Sorge äußert, keinen Partner zu haben, unterbricht Lina sie abrupt: „Es tut mir leid, aber ich bin keine Psychotherapeutin, um meine Zeit mit deinen Klagen zu vergeuden. Ich bin nicht hier, um mit dir über dein Liebesleben zu reden, ich bin hier, um mit dir lecker zu Abend zu essen".

Pause

Es ist wichtig zu beachten, dass Toxizität von Person zu Person unterschiedlich wahrgenommen werden kann. Eine Person kann für Sie als giftig empfunden werden und sich entsprechend verhalten, während sie für andere Menschen unproblematisch erscheint. Wir werden später genauer darauf eingehen, warum dies der Fall ist. In der Zwischenzeit ist es wichtig, sich dessen bewusst zu sein: Wenn Sie sich im Umgang mit einem Kollegen, Verwandten, Partner oder Freund unwohl fühlen, sollten Sie den Grad ihrer Toxizität überprüfen und Ihre Interaktion mit ihnen anpassen, möglicherweise Grenzen setzen, den Kontakt einschränken oder ganz beenden.

Verschiedene Typen von toxischen Persönlichkeiten

Es gibt verschiedene Arten von toxischen Persönlichkeiten. Man kann sie danach unterscheiden, wie schädlich sie für andere sind. Es gibt toxische Menschen, bei denen wir uns zwar unwohl fühlen, aber es ist möglich, mit ihnen auf relativ einfache Weise zu kommunizieren, wenn wir klare Grenzen setzen. Andere hingegen können uns ernsthaft schaden, indem sie unser Selbstwertgefühl untergraben, uns Schuldgefühle, Hilflosigkeit und Angst einflößen oder uns sogar körperlich, sexuell, finanziell oder rechtlich missbrauchen. Toxische Menschen, die uns besonders nahe stehen, schränken unsere Möglichkeiten ein, unser Potenzial zu entfalten. Es ist wichtig, dass wir in der Lage sind, solche gefährlichen Personen frühzeitig zu erkennen, bevor sie zu unseren Lebenspartnern oder Arbeitgebern werden.

Beispiele toxischer Typen sind Energieräuber, Narzissten und Manipulatoren.

Energieräuber, auch Energievampire genannt, sind im Vergleich zu anderen Typen relativ harmlos. Und wir können leicht lernen, mit ihnen umzugehen. Zum einen handelt es sich dabei um Menschen, die ständig versuchen, andere zu überreden, Gespräche zu erzwingen und ihre Zeit zu beanspruchen, auch wenn sie bereits mit wichtigen Aufgaben beschäftigt sind. Zu dieser Gruppe gehören auch Menschen, die unaufgefordert Ratschläge erteilen und Hilfe einfordern, wo sie nicht benötigt wird. Diese Personen merken oft nicht, dass ihr Verhalten unangemessen ist und sie zu aufdringlich wirken.

Ein Beispiel wäre eine Freundin, die ständig lange Telefongespräche führt oder stundenlang chattet und nur über das Privatleben gemeinsamer Bekannter tratscht. Sie können sich höflich aus dem Gespräch zurückziehen und auf dringende Angelegenheiten verweisen. Sie können auch deutlich machen, zu welchen Zeiten die Kommunikation für sie akzeptabel ist.

Zu diesem Typ gehören auch Eltern, die ihre erwachsenen Kinder weiterhin durch ständige Anrufe oder Besuche kontrollieren und sich zu Entscheidungen des Ehepartners und zur Erziehung der Enkel äußern.

Menschen, die ständig nach Aufmerksamkeit suchen, auch „weiche Narzissten" genannt, können ebenfalls Energie rauben. Die Person stellt ständig ihre Probleme, Gefühle und Bedürfnisse in den Vordergrund.

Obwohl diese Menschen auch relativ empathisch und gesprächsbereit sein können, haben sie ein ständiges Bedürfnis nach Aufmerksamkeit. Das Prahlen mit ihren Erfolgen kann für diejenigen, deren Leben nicht so perfekt ist, frustrierend sein. Wir alle kennen Freunde auf Facebook oder Instagram, die ständig ihre schönen Reise- und Familienfotos posten oder sich dramatisch über ihre Probleme beklagen. Und während wir uns in sozialen Netzwerken aussuchen können, für wessen Leben wir uns interessieren, ist das am Arbeitsplatz viel schwieriger. Wenn es sich eine Kollegin angewöhnt hat, jeden Morgen und bei jedem Mittagessen über ihr Leben, ihre Erlebnisse und Erfolge zu berichten, ist das Zeitverschwendung. Zumindest wirkt es sich negativ auf die Produktivität aus.

Narzissten neigen zu einem übersteigerten Gefühl der eigenen Wichtigkeit und sind ständig auf der Suche nach Bewunderung und Aufmerksamkeit. Diese Selbstbestätigung geht jedoch auf Kosten anderer. Sie unterscheiden sich vom vorhergehenden Typ dadurch, dass sie die Bedürfnisse anderer Menschen völlig vernachlässigen. Narzissten können manipulativ, egozentrisch und rücksichtslos sein. Je nach Ausprägung des Narzissmus können sie auch gewalttätig werden und sich rächen, wenn sie kritisiert oder ihre Position angegriffen wird. In solchen Fällen besteht die einzige Möglichkeit, mit einem Narzissten umzugehen, darin, den Kontakt abzubrechen, um verbale, emotionale oder sogar körperliche oder sexuelle Belästigung und Misshandlung zu vermeiden.

Beispiele für Narzissmus können in Paarbeziehungen auftreten, etwa wenn ein Mann von seiner Partnerin ständige Bewunderung und Verehrung verlangt. Leider können auch Eltern narzisstisch sein, zum Beispiel eine Mutter, die mit ihrer Tochter konkurriert und immer jünger und attraktiver als sie sein will. Sie sagt sogar zu ihrer Tochter, dass sie nicht schön sei und dass niemand so eine dumme Gans zur Frau haben wolle.

Manipulatoren sind Meister der Täuschung und versuchen, andere für ihre eigenen Zwecke zu kontrollieren. Sie setzen oft subtile Techniken wie Schuldzuweisungen, Lügen und emotionale Erpressung ein, um ihren Willen durchzusetzen. Ein Beispiel für manipulatives Verhalten ist, wenn jemand systematisch die Schuld für eigene Fehler auf andere schiebt, um Verantwortung zu vermeiden.

Schließlich gibt es noch eine Kategorie von toxischen Personen, die als **Soziopathen** bezeichnet werden. Diese Menschen zeigen auffällige Merkmale antisozialen Verhaltens. Sie können charmant und manipulativ sein, um ihre eigenen Ziele zu erreichen, ohne auf die Bedürfnisse oder Gefühle anderer Rücksicht zu nehmen. Soziopathen empfinden keine Reue für ihre Taten. Sie können oft lügen, betrügen oder andere ausnutzen, ohne sich um die Folgen oder den Schaden zu kümmern, den sie anderen zufügen.

Der Umgang mit Soziopathen kann sehr schwierig und potenziell gefährlich sein. Menschen, die in einer Beziehung mit einem Soziopathen leben, fühlen sich oft hilflos, ausgenutzt und emotional missbraucht. Es ist daher ratsam, in solchen Fällen psychologische Hilfe und, wenn möglich, auch rechtliche Unterstützung in Anspruch zu nehmen, insbesondere wenn es zu Gewalt oder Missbrauch gekommen ist, insbesondere wenn es zu Gewalt oder Missbrauch gekommen ist.

Übung zum Nachdenken: Überlegen Sie, wer sich in Ihrer Umgebung toxisch verhält. Zu welchem Typ gehört diese Person?

Als nächstes werden wir die häufigsten Strategien für toxisches Verhalten näher betrachten und untersuchen, was man dagegen tun kann.

Porträt des Opfers: Wer ist anfälliger für toxische Persönlichkeiten?

Zwei Faktoren machen uns anfälliger für toxische Beziehungen.

Hohe Sensibilität

Hochsensible Menschen sind von Geburt an mit einer erhöhten Empathie, Sensibilität und Empfindsamkeit sowie einem ausgeprägten Gewissen und dem

Wunsch zu helfen ausgestattet. Häufig werden sie bereits in der Schule Opfer von Mobbing. Laut einer interessanten Umfrage auf Psychopath Free, einem englischsprachigen Forum für Opfer von Narzissmus, können Menschen mit den Persönlichkeitstypen INFJ (Advokat) und INFP (Mediator) aufgrund ihrer empathischen und mitfühlenden Natur anfälliger für toxische Beziehungen sein. Ihre Neigung, die Bedürfnisse anderer über ihre eigenen zu stellen, und ihre hohe Sensibilität für negative Energien und Stimmungen können sie zu einem attraktiven Ziel für manipulative Menschen machen.

Kindheitstraumata

Menschen, die in ihrer Kindheit traumatische Erfahrungen wie Missbrauch, Vernachlässigung oder emotionalen Stress hatten, haben ein erhöhtes Risiko, toxische Beziehungen einzugehen. Traumatisierte Menschen neigen dazu, negative Muster aus ihrer Vergangenheit zu wiederholen und sich zu Menschen hingezogen zu fühlen, die ihre eigenen unsicheren Bindungsstile oder traumatischen Erfahrungen widerspiegeln.

Wenn diese beiden Faktoren in einer Person zusammentreffen, ist es sehr wahrscheinlich, dass sie zu einem Magneten für toxische Menschen wird.

Wie wirken sich toxische Beziehungen auf unser Wohlbefinden aus?

Ungesunde Beziehungen aller Art können schwerwiegende Auswirkungen auf das Wohlbefinden haben. Hier einige Zitate von Menschen mit solchen Erfahrungen:

„Ich fühlte mich ständig unter Druck gesetzt, mich zu ändern und meine eigenen Bedürfnisse zurückzustellen. Ich verlor nach und nach mein Selbstwertgefühl und meine Selbstachtung", - Gisela

„Mein Selbstvertrauen wurde durch die ständige Kritik und Manipulation fast zerstört. Ich zweifelte an meinen eigenen Entscheidungen und fühlte mich ständig unsicher", - Markus

„Ich hatte das Gefühl, dass mir alle Energie entzogen wurde. Ich war erschöpft, emotional ausgelaugt und konnte kaum noch Freude empfinden", - Sara

Die folgenden Anzeichen in ihrem Zustand zeigen, dass sie es mit einer toxischen Person zu tun haben:

- Sie fühlen sich nach einer einzigen Interaktion mit dieser Person körperlich und emotional erschöpft.
- Sie fühlen sich ängstlich, schwach und hilflos in der Gegenwart dieser Person.
- Wenn Sie mit einer solchen Person sprechen oder ihr begegnen, haben Sie Schwierigkeiten, sich zu konzentrieren, zu lernen, zu arbeiten oder logisch zu denken.
- Durch die Kommunikation fühlen Sie sich abgewertet und schämen sich.
- Sie zweifeln an Ihrer Fähigkeit, die Realität nüchtern zu betrachten und logisch zu denken.

- Sie fühlen sich in der Beziehung ständig ausgenutzt.
- Wenn Sie längere Zeit keinen Kontakt zu dieser Person haben (zum Beispiel weil der Chef im Urlaub ist) geht es Ihnen viel besser.

Es gibt keine feste Regel, wann man bei toxischen Beziehungen einen Psychotherapeuten aufsuchen sollte, aber es kann hilfreich sein, professionelle Hilfe in Anspruch zu nehmen, wenn man Schwierigkeiten hat, sich aus einer toxischen Beziehung zu lösen, mit traumatischen Erfahrungen umzugehen oder sein Selbstwertgefühl wiederherzustellen.

Manche Menschen, die von Toxizität hörten, beschließen, einen toxischen Partner zu verlassen, einen toxischen Job aufzugeben oder sich nicht mehr mit toxischen Verwandten zu treffen. Aber das reicht oft nicht aus. Wenn das Trauma tief genug ist, wird man wieder in ein Szenario hineingezogen, das man bereits gut kennt. Das ist genau der Grund, warum ich für eine Psychotherapie plädiere. Wer aber genügend Selbstdisziplin aufbringt, kann sich durch Selbstfürsorge und Achtsamkeit wirksam unterstützen und für sein eigenes Wohlbefinden sorgen.

KAPITEL 2

PERSÖNLICHE GRENZEN ALS GRUNDLAGE FÜR GESUNDE BEZIEHUNGEN

Was sind persönliche Grenzen?

Grenzen sind individuelle physische, emotionale und psychische Einschränkungen, die wir uns selbst setzen, um unsere Bedürfnisse, Werte und unser Wohlbefinden zu schützen. Sie zeigen an, was für uns in Beziehungen normal ist und was wir als schädlich oder unangenehm empfinden. Auf diese Weise helfen sie uns, unsere Autonomie zu bewahren.

Einige Beispiele zeigen, wie persönliche Grenzen verletzt werden können:

- Physische Grenzen werden verletzt, wenn uns jemand unerwünscht berührt, unsere Sachen ohne Erlaubnis mitnimmt, in unsere Wohnung oder andere private Räume ein-

dringt oder z.B. Nachrichten auf unserem Handy liest.
- Emotionale Grenzen werden verletzt, wenn andere Menschen unsere Gefühle nicht respektieren oder versuchen, uns emotional zu manipulieren.
- Psychologische Grenzen werden verletzt, wenn unsere Meinungen oder Werte nicht respektiert werden und andere versuchen, uns ihre Vorstellungen aufzuzwingen.

Es ist normal und sogar notwendig, in Beziehungen Grenzen zu setzen. Grenzen ermöglichen es uns, unsere Bedürfnisse und Werte zu schützen und eine gesunde Beziehungsdynamik aufzubauen. Jeder von uns hat seine eigenen Grenzen. Auch unser Gegenüber kann nicht per se wissen, wo genau unser sensibles Terrain beginnt. Gerade weil unser Empfinden für erlaubtes und unerlaubtes Verhalten individuell ist, erleichtert es das Leben sehr, wenn wir unsere Grenzen für andere deutlich machen. Der erste Schritt besteht jedoch darin, seine persönlichen Grenzen für sich selbst herauszufinden, indem man beobachtet, was einem angenehm und was unangenehm ist.

Übung zum Nachdenken: Merken Sie, wenn etwas mit Ihren Grenzen nicht stimmt? Reagieren Sie sofort oder versuchen Sie, unangenehme Gefühle zu unterdrücken, bis sie unerträglich werden? Oder merken Sie erst, dass Ihre Grenzen überschritten wurden, wenn Ärger oder Wut in Ihnen aufsteigen?

Je besser Sie sich selbst kennen und je genauer Sie Ihre eigenen Grenzen wahrnehmen, desto früher können Sie reagieren. Wenn Sie Schwierigkeiten haben, Ihre persönlichen Grenzen zu spüren, sollten Sie sich selbst, Ihre eigenen Empfindungen, Gefühle und Gedanken möglichst genau beobachten. Oft sind wir zu sehr auf die Außenwelt konzentriert und nehmen kaum wahr, was in uns vorgeht.

Die folgenden Fragen können Ihnen helfen zu erkennen, ob Ihre Grenzen verletzt wurden oder nicht:

- Wie fühlen Sie sich in der Kommunikation?
- Welche Signale sendet Ihnen Ihr Körper? Spüren Sie irgendwo Druck, Stress, Anspannung oder andere Symptome?

Achten Sie zunächst darauf, was in verschiedenen Situationen in Ihnen vorgeht.

Immer wieder kommt es zu kleinen Grenzüberschreitungen in der Kommunikation. Oft geschieht dies unbewusst und ohne böse Absicht, sondern weil wir alle so verschieden sind. Solange sich diese Grenzüberschreitungen in einem erträglichen Rahmen bewegen, können wir in der Regel tolerant darüber hinwegsehen. Problematisch werden Grenzüberschreitungen erst dann, wenn man es mit toxischen Menschen zu tun hat.

Anzeichen geschwächter persönlicher Grenzen

Viele Menschen zögern, ihren persönlichen physischen oder emotionalen Raum zu schützen, aus Angst vor Verurteilung und Ablehnung. Dies hängt oft mit einem Mangel an Selbstvertrauen und Selbstwertgefühl zusammen, der aus Kindheitstraumata resultiert. Die Verletzung der geschwächten Grenzen führt später zu Schuldgefühlen, Scham, Groll und psychosomatischen Beschwerden und belastet die Beziehung. Es ist wichtig, sowohl an die anderen zu denken als auch die eigenen Interessen im Auge zu behalten.

Schwache Grenzen machen es toxischen Personen leichter, Sie auszunutzen und anzugreifen. Es gibt bestimmte Anzeichen dafür, dass Ihre Grenzen schwach sind und möglicherweise missachtet werden. Hier sind einige davon:

- Der Wunsch, von allen gemocht zu werden, um Ablehnung und Kritik zu vermeiden.
- Einseitiges Geben, ohne die richtige Balance zu finden.
- Sich leicht in die emotionalen Dramen anderer hineinziehen lassen.
- Versuche, die Probleme anderer zu lösen, anstatt sich um die eigenen zu kümmern.
- Vernachlässigung des eigenen Wohlbefindens, um anderen zu helfen.

Gesunde persönliche Grenzen sehen anders aus.

- Menschen mit gesunden Grenzen können nein sagen, wenn ihnen eine Idee oder ein Angebot nicht gefällt, nicht ihren Vorstellungen entspricht oder sie einfach keine Energie dafür haben.

- Sie kümmern sich zuerst um ihre eigenen Bedürfnisse und sind erst dann bereit, anderen zu helfen.
- In Freundschaften und Partnerschaften findet ein gegenseitiger Energieaustausch statt.
- Sie empfinden Mitgefühl, ohne sich in die Spiele und Traumata anderer Menschen hineinziehen zu lassen.
- Sie wissen genau, für welche Probleme sie nicht verantwortlich sind.
- Sie achten auf ihr eigenes Wohlbefinden und teilen ihre Energie nur dann mit anderen, wenn sie selbst im Überfluss und nicht im Mangel sind.

Natürlich dürfen Grenzen nicht zu Mauern werden, hinter denen man sich vor der Welt und den anderen versteckt. Aber wer sich nicht um sich selbst kümmert, kann sich auch nicht wirklich um andere kümmern.

Grenzen im Umgang mit toxischen Personen

Das Setzen von Grenzen im Umgang mit toxischen Menschen dient auch dem eigenen Wohlbefinden. Im Vergleich zu einer gesunden Beziehung ist dieser Prozess sehr viel schwieriger. Es gibt einige allgemeine Regeln, die im Umgang mit allen Arten toxischer und narzisstischer Menschen befolgt werden sollten:

1. Sprechen Sie offen und hartnäckig über Ihre Gefühle und Ihre Einstellung zur Situation, ohne sich zu entschuldigen.

2. Bleiben Sie standhaft und gehen Sie keine Kompromisse ein, die Ihren eigenen Werten oder Bedürfnissen widersprechen.
3. Sagen Sie klar, was Ihnen an der Beziehung nicht gefällt und was unter keinen Umständen zur Diskussion steht. Wenn Sie sich zum Beispiel verabredet haben, sollte die andere Person Sie rechtzeitig informieren, wenn sie nicht kommen kann oder sich verspätet. Oder jemand sollte Sie nach 22 Uhr nicht mehr stören, weil Sie diese Zeit für Ihre Familie, Meditation oder Schlaf reservieren. In manchen Fällen ist es besser, die Beziehung sofort abzubrechen, vor allem, wenn die Person nicht einmal die einfachsten Höflichkeitsregeln beachtet.
4. Brechen Sie die Beziehung ab, wenn Ihre Grenzen nicht respektiert werden oder wenn die Person Ihnen etwas aufzwingt, was nicht verhandelbar ist. Zum Beispiel, wenn ein verheirateter Mann eine Affäre will und Ihnen sagt, Sie seien dumm, wenn Sie sich weigern, mit so einem „tollen" Macho eine lockere Beziehung zu führen.
5. Vergessen Sie nie, dass Sie ein gleichberechtigter Beziehungspartner sind! Treffen Sie Ihre eigenen Entscheidungen und gestalten Sie Ihr Leben aktiv mit.

Schätzen Sie Ihre Bedürfnisse richtig ein. Sie können immer nein sagen, wenn diese Bedürfnisse nicht berücksichtigt werden.

Hier sind einige Beispiele aus dem Leben. Dabei geht es nicht unbedingt um toxische Menschen, sondern um Grenzverletzungen und wie diese markiert werden können.

Beispiel 1: Ihr Vorgesetzter stört Sie immer außerhalb der Arbeitszeit, am Wochenende usw. Zum Beispiel möchte er Online-Meetings am Samstagnachmittag abhalten.

Tipps: Setzen Sie klare Grenzen, indem Sie freundlich, aber bestimmt darauf hinweisen, dass Sie außerhalb der Arbeitszeit für berufliche Angelegenheiten nicht zur Verfügung stehen. Bieten Sie alternative Zeiten an.

Beispiel 2: Eine Bekannte von Ihnen weiß nicht, wie sie ihre Zeit einteilen soll. Sie ändert ständig ihre Pläne, auch wenn Sie sich schon verabredet haben.

Tipps: Kommunizieren Sie Ihre Bedürfnisse und Erwartungen klar, indem Sie ruhig und offen mit Ihrer Freundin sprechen. Sagen Sie ihr, dass Sie sich auf Ihre Verabredungen verlassen wollen und dass solche kurzfristigen Änderungen sich negativ auf Ihre Pläne auswirken. Bitten Sie sie, Ihre Zeit zu respektieren und Änderungen rechtzeitig anzukündigen. Wenn sie es nicht ernst nimmt, haben Sie das Recht, die Kommunikation abzubrechen.

Beispiel 3: Ihre neue Freundin oder Ihr neuer Freund beklagt sich, dass Sie nicht Ihre ganze Freizeit mit ihr/ihm verbringen. Sie haben aber auch andere Interessen und Verpflichtungen.

Tipps: Setzen Sie klare Grenzen, indem Sie sagen, dass Sie verschiedene Aspekte Ihres Lebens ausbalancieren möchten. Betonen Sie, dass Ihnen Ihre Beziehung wichtig ist, dass Sie aber auch Zeit z.B. für Ihre Eltern, Ihre Kinder, Ihren Sport oder andere Dinge brauchen. Zeigen Sie Verständnis für ihre Sorgen, aber betonen Sie, dass persönliche Freiheit und individuelle Interessen wichtig sind, um eine gesunde Beziehung aufrechtzuerhalten.

Und denken Sie noch daran: Grenzen dürfen nicht nur in Ihrem Kopf existieren.

Sie müssen Ihre Grenzen verbal andeuten und Ihre Absichten durch Ihr Handeln bestätigen.

Das Setzen von Grenzen in Beziehungen mit relativ harmlosen toxischen Typen hilft sogar, die Beziehung zu verbessern. In Beziehungen mit hartgesottenen Narzissten reicht das leider nicht aus. Diese Menschen haben Freude daran, die Grenzen anderer absichtlich zu verletzen und bei anderen schlechte Gefühle hervorzurufen. In diesem Fall ist es am besten, sich ganz aus der Beziehung zurückzuziehen oder die Interaktion auf ein Minimum zu reduzieren, ohne emotionale Energie darauf zu verwenden. Wie das geht, wird im nächsten Kapitel besprochen.

KAPITEL 3

WIE TOXISCHE PERSÖNLICHKEITEN UNS MANIPULIEREN

Manipulationen erkennen

Wie bereits erwähnt, ist es das Ziel von Narzissten, andere zu beherrschen, um ihre eigenen Bedürfnisse zu befriedigen. Dies erreichen sie durch Manipulation und Täuschung. Gerade deshalb sollte man mit solchen Menschen kein Mitleid haben.

Die Liste der Manipulationen ist lang. Im Folgenden werden nur einige toxische Verhaltensweisen erwähnt und näher betrachtet, um das gemeinsame Prinzip zu erläutern. Vielleicht kennen Sie noch viele mehr.

Aber zuerst eine Geschichte.

Peter ist Abteilungsleiter. Er selbst hat große Angst vor dem CEO und fühlt sich vor ihm schwach und verletzlich. Wenn der anspruchsvolle Chef ihn auch nur ein wenig kritisiert und ihn ruhig auffordert, die Arbeit der Abteilung zu verbessern, geht Peter verärgert zu seinen Untergebenen zurück und fängt an, deren kleinste Fehler zu bemängeln: „Das ist alles Ihre Schuld. Sie sollten dankbar sein, an einem so schönen Ort zu arbeiten". Manchmal ruft er einen seiner Untergebenen am Wochenende um 23.30 Uhr an und schreit in den Hörer: „Schau, was du gemacht hast! Du bringst mich noch in Schwierigkeiten. Dir kann man keine Arbeit anvertrauen." Dann beruhigt er sich etwas und fügt hinzu: „Du denkst sicher schon über einen Jobwechsel nach. Ich möchte dich nur warnen: Du wirst schnell merken, dass es kaum einen besseren Arbeitgeber gibt als unsere Firma. Wir sind diejenigen, die deine Unzulänglichkeiten tolerieren und dich überbezahlen".

Diese Geschichte mag wie eine Parodie klingen... Aber eine Klientin, die ich psychotherapeutisch betreue, erzählte mir kürzlich davon. Ich teile es hier mit ihrer Zustimmung. Sie fühlte sich jedes Mal wie ein kleines Mädchen, das von seinen Eltern zurechtgewiesen wird. Sie schämte sich für ihre Nachlässigkeit, machte sich Vorwürfe, wollte nachgeben. Und... Sie machte weiterhin Überstunden, um diese Schuldgefühle mit einem sehr bescheidenen Lohn zu kompensieren.

Nach einer Psychotherapie wechselte sie doch noch den Job und ist heute selbst eine erfolgreiche und gut bezahlte Abteilungsleiterin.

Am Beispiel von Peter sehen wir, auf welche Weise uns giftige Menschen manipulieren.

Schuld- und Schamgefühle hervorrufen. Peters Strategie bestand darin, andere für seine eigenen Fehler oder Probleme verantwortlich zu machen. Dies gab ihm das Gefühl, andere zu kontrollieren. Typisch für toxische Menschen ist, dass sie die Verantwortung für ihr Handeln vermeiden. Durch gezielte Manipulation versuchen sie, andere für ihre eigenen Fehler verantwortlich zu machen. Diese Manipulation ist sehr wirkungsvoll, da sie sich meist perfekt mit unseren Kindheitstraumata überschneidet.

Meist sind toxische Menschen selbst schwer traumatisiert und haben viele Probleme in ihrem Leben. Aber durch den Mechanismus der Projektion schreiben sie ihre eigenen Unzulänglichkeiten den Menschen in ihrer Umgebung zu. Sie wollen sich nicht ändern und geben ihren Partnern leicht das Gefühl, fehlerhaft zu sein.

Dies geschieht häufig auch in persönlichen Beziehungen. Angenommen, Alex hat Streit mit seiner Freundin. Anstatt seine eigene Rolle in der Konfliktsituation zu reflektieren, könnte er sagen: „Du machst mich immer wütend und provozierst mich zum Streit. Du bist eine komplizierte Person. Du hast psychische Probleme. Du brauchst wahrscheinlich Hilfe von einem Psychotherapeuten".

Tipps: Was kann man dagegen tun? Die Arbeit mit dem Kindheitstrauma und dem inneren Kind löst die Schuldgefühle auf. Sie werden nicht emotional in die Situation hineingezogen. Die toxische Person, die Ihre emotionale Energie nicht mehr erhält, wird sich einem anderen, verletzlicheren Objekt zuwenden. Es ist hilfreich, sich immer daran zu erinnern, dass die betroffene toxische Person immer von sich und ihren Gefühlen spricht. Erst dann macht es Sinn, Grenzen zu setzen, das Gespräch auf die Lösung des Problems zu lenken und inakzeptables Verhalten zu benennen.

In einem Fall wie dem von Peter würde ich auch empfehlen, alle Korrespondenz, Aufgabenbesprechungen und Vereinbarungen schriftlich festzuhalten. Wenn man nach Feierabend angerufen und kritisiert wird, sollte man auch um schriftliche Informationen bitten, angeblich zum besseren Verständnis und zur besseren Erledigung der Aufgaben. Im Falle von Problemen kann der schriftliche Nachweis dann nicht nur jemandem wie Peter, sondern auch dem höheren Management vorgelegt werden.

Übermäßige Kritik ohne Grund. Solche Kritik löst nicht nur Schuld- und Schamgefühle aus, sondern mindert generell das Selbstwertgefühl und das Selbstvertrauen. Diese Kritik kann sich auf das Aussehen, den Charakter, die Talente, den Lebensstil oder, wie im Beispiel von Peter, auf die Arbeit beziehen und ist eine Form von narzisstischem Perfektionismus. Diese Art von Kritik wird häufig am Arbeitsplatz von Vorgesetzten geäußert, die immer etwas zu bemängeln haben und die Arbeit ständig kritisieren, ohne hilfreiche Verbesserungsvorschläge zu machen.

Natürlich wird der Kritiker selbst den hohen Ansprüchen, die er an andere stellt, nicht gerecht. Ziel seiner Kritik ist es, Macht über den anderen zu gewinnen, indem er ihn herabsetzt. Leider ist es unmöglich, giftige Menschen zufrieden zu stellen: Gerade wenn man glaubt, alle ihre Forderungen erfüllt zu haben, ändern sie die Spielregeln. Es ist wie im Märchen der Gebrüder Grimm «Vom Fischer und seiner Frau (die sicher auch schon narzisstisch war)».

Tipps: Im Allgemeinen können alle Empfehlungen für den vorhergehenden Fall befolgt werden. Besonders wichtig ist es, sich in solchen Situationen der eigenen Stärken bewusst zu bleiben. Nehmen Sie konstruktive Kritik an, aber lassen Sie sich nicht durch unbegründetes Nörgeln unterkriegen. Und denken Sie daran: Toxische Menschen sprechen meist über ihre eigenen Unzulänglichkeiten, die sie sich als fremd vorstellen.

Gerüchte verbreiten und Konflikte provozieren, um andere zu isolieren und die eigene Position zu stärken. Indem sie andere von ihrem sozialen Umfeld isolieren, gewinnt die toxische Person mehr Macht und Kontrolle. Sie trennt ihre Opfer von Familie und Freunden, um ihre Abhängigkeit zu verstärken. Häufig erreicht sie dies, indem sie Gerüchte verbreitet und versucht, den Ruf der unliebsamen Personen zu schädigen.

Nehmen wir an, es gibt drei Schulfreundinnen: Stefi, Sonja und Amina. Sonia ist eine typische Manipulatorin. Sie erzählt Stefi, dass Amina angeblich unangenehme Dinge über Stefis neuen Freund sagte. Stefi fühlt sich natürlich gekränkt. Gleichzeitig erzählt Sonja Amina, dass Stefie sie ständig hinter ihrem Rücken aufzieht und sie fett nennt. Und gleichzeitig fügt sie hinzu: „Das würde ich nie über dich sagen, weil ich deine wahre Freundin bin!" Natürlich verschlechtert sich die Beziehung zwischen Stefie und Amina. Nur Sonia hat Macht über die beiden. Aber das gleiche Prinzip wie zwischen diesen Mädchen kann auch in Verhandlungen und in der Politik angewendet werden.

Stellen wir uns nun einen Kollegen vor, der sich bei der Geschäftsleitung beliebt machen will, indem er andere Kollegen denunziert und deren Beziehungen stört. „Ah, Herr Stark, wie gut ich Sie verstehe! Und meine Kollegen L. und B., die können in der Mittagspause nur über Sie tratschen, als gäbe es kein anderes Thema, und sich über irgendetwas beschweren, obwohl sie selbst furchtbar faul sind...".

Ein anderes Beispiel ist, wenn Ihr Ex-Freund oder Ihre Ex-Freundin intime Details über Ihre Beziehung ausplaudert und versucht, Ihren Ruf zu zerstören.

Tipps: Sammeln Sie Beweise und widerlegen Sie gegebenenfalls falsche Behauptungen. Sprechen Sie mit vertrauten Freunden oder Fachleuten über die Situation und leiten Sie gegebenenfalls rechtliche Schritte ein.

Toxische Personen setzen häufig auf **Triangulation**: Sie beziehen Außenstehende in einen Konflikt ein, der zunächst nur sie selbst und ihre Bekannten oder Kollegen betrifft, und stellen den anderen in ein schlechtes Licht.

Beispiel: Ihr Freund/Ihre Freundin erzählt Ihren gemeinsamen Freunden eine verzerrte Version der Ereignisse, in der Sie allein an allem schuld sind.

Tipps: Klären Sie die Situation mit den beteiligten Dritten. Kommunizieren Sie offen und ehrlich, um Missverständnisse auszuräumen und Ihre Integrität zu wahren.

Den Erfolg eines anderen sabotieren.

Nehmen wir an, Markus ist ein begabter Architekt. Sein Entwurf gewann einen renommierten Architekturwettbewerb. Doch sein Kollege aus dem Architekturbüro fängt an zu erzählen, dass Markus Bekannte in der Jury hat oder dass der Vorsitzende der Jury selbst in Markus verknallt ist, weil er auf junge, gutaussehende Männer steht.

Leider neigen Narzissten oft dazu, wütend zu werden und ihren Lieben böse Dinge anzutun, wenn es ihnen gut geht und sie glücklich sind, zum Beispiel an ihrem Geburtstag. Dabei kann es sogar zu „Folterverhalten" kommen: Die toxische Person sabotiert absichtlich das Glück und die Freude der anderen Person, indem sie sie bestraft oder ihr Schuldgefühle macht, wenn sie etwas Positives erlebt.

Beispiel: Ihr Partner/Ihre Partnerin macht Ihnen Vorwürfe und macht Ihnen das Leben schwer, wenn Sie etwas tun, das Ihnen Freude bereitet. Sie sind bei der Arbeit befördert worden. Sie haben sich ein schönes neues Schmuckstück gekauft. Oder Sie sind einfach nur gut gelaunt. Aber dann fängt er an, sich an Ihnen zu rächen: Er sagt Ihnen, dass Sie heute Abend ein lausiges Essen gekocht haben, erinnert Sie daran, dass Sie eigentlich einen großen Kredit haben, oder er runzelt einfach nur die Stirn, verschließt sich und weigert sich grundlos, mit Ihnen zu sprechen.

Tipps: Setzen Sie klare Grenzen und achten Sie auf Ihre eigenen Bedürfnisse. Erlauben Sie sich, Freude zu empfinden, und lassen Sie sich nicht von der toxischen Person einschränken. Denken Sie daran, dass Sie jedes Recht haben, glücklich zu sein und Ihre Bedürfnisse zu befriedigen, einschließlich des Bedürfnisses, von geliebten Menschen akzeptiert zu werden.

Gaslighting ist eine manipulative Taktik, mit der Täter das Vertrauen und den Realitätssinn anderer Menschen untergraben. Sie stellen Situationen falsch dar, verdrehen Tatsachen, leugnen Ereignisse oder machen das Opfer für sein eigenes Handeln verantwortlich. Durch wiederholtes Gaslighting erzeugen sie Zweifel und machen die betroffene Person unsicher und verwirrt. Ein beliebter Satz ist: „Das hast du dir alles nur ausgedacht, das hast du dir nur eingebildet". Ziel des Gaslighting ist es, Macht und Kontrolle über das Opfer zu erlangen, indem die Wahrnehmung und Realität des Opfers in Frage gestellt wird.

Beispiel: Jemand überzeugt Sie davon, dass bestimmte Ereignisse oder Gespräche nie stattgefunden haben und lässt Sie an Ihrem Verstand zweifeln.

Tipps: Vertrauen Sie Ihrer eigenen Wahrnehmung und bleiben Sie bei der Realität. Dokumentieren Sie Vorfälle und holen Sie sich gegebenenfalls Unterstützung von vertrauten Freunden und Fachleuten.

Ignorieren und mit Schweigen bestrafen.

Die toxische Person ignoriert die Versuche anderer, mit ihr über einen Konflikt zu sprechen, Kompromisse zu finden oder andere Meinungen vorzubringen. In manchen Fällen blockiert sie jemanden in sozialen Netzwerken wegen des geringsten Versuchs, die Beziehung zu klären.

Beispiel: Ihr Partner ignoriert Sie tagelang nach einem Konflikt, damit Sie sich schuldig und unbedeutend fühlen.

Tipps: Das erste, woran Sie denken sollten, ist, dass das Verhalten einer Person nichts mit Ihrem Verhalten zu tun hat. Entschuldigen Sie sich nicht. Kommunizieren Sie einmal klar, drücken Sie Ihre Bedürfnisse und Gefühle aus und setzen Sie Ihre eigenen Aktivitäten fort, anstatt sich manipulieren zu lassen. Bewerten Sie im Gespräch nicht das Verhalten der anderen Person, sondern sprechen Sie nur über Ihre Bedürfnisse.

Intermittierende Verstärkung (Gefühlsschwankungen).

Die toxische Person gibt gelegentlich positive Bestätigung oder Aufmerksamkeit, um die andere Person in Unsicherheit und Abhängigkeit zu halten.

Beispiel: Ihr Chef lobt Sie sporadisch und gibt Ihnen Anerkennung, wechselt dann aber zu Kritik und Unzufriedenheit, was Sie verwirrt und verunsichert macht.

Tipps: Erkennen Sie das Muster und setzen Sie klare Grenzen. Stärken Sie Ihr Selbstvertrauen, indem Sie Ihre eigene Wertschätzung entwickeln und sich nicht nur auf die Meinung der toxischen Person verlassen.

Zu schnelle Annäherung, verbunden mit dem Wunsch nach verfrühter Intimität.

Beispiel: Ihr neuer Partner/Ihre neue Partnerin überhäuft Sie mit Geschenken, Liebesbotschaften und plant bereits die gemeinsame Zukunft, obwohl Sie sich gerade erst kennen gelernt haben.

Tipps: Gehen Sie langsam vor und setzen Sie klare Grenzen. Bauen Sie die Beziehung auf einer gesunden und realistischen Basis auf, anstatt sich von übertriebener Romantik blenden zu lassen.

Nehmen Sie sich in der Kommunikation mit toxischen Persönlichkeiten immer Zeit, Ihre eigenen Bedürfnisse und Gefühle zu erkennen und auszudrücken. Reflektieren Sie auch Ihre eigenen Reaktionen und Verhaltensmuster, um ein tieferes Verständnis für sich selbst und die Dynamik toxischer Beziehungen zu entwickeln. Indem Sie Wert auf Selbstausdruck und Selbstreflexion legen, können Sie Ihre eigene Integrität bewahren.

Verbale Manipulation und der Umgang damit

Herabsetzung

Toxische Personen setzen andere bewusst herab, um sich selbst überlegen zu fühlen. Sie kritisieren, beleidigen oder demütigen andere, um ihre eigene Unsicherheit zu kompensieren. Beispielsweise kann jemand wiederholt abfällige oder verletzende Bemerkungen über Ihr Aussehen, Ihren Lebensstil oder Ihre persönlichen Entscheidungen machen, obwohl Sie bereits deutlich gemacht haben, dass solche Bemerkungen unerwünscht sind. Dies kann bei der betroffenen Person zu emotionalem Stress, einem Gefühl der Erniedrigung und einem Verlust des Selbstwertgefühls führen.

Tipps: Sprechen Sie ruhig mit einer toxischen Person und lassen Sie sie wissen, dass Sie das Gespräch beenden müssen, wenn sie nicht aufhört, sich persönlich herabzusetzen und ihren Tonfall zu ändern. Drängen Sie darauf, zum Thema zurückzukehren und nicht über Persönliches, sondern über Fakten zu sprechen. Wenn die andere Person nicht bereit ist, respektvoll zu kommunizieren, ist es am besten, das Gespräch zu beenden.

Persönliche Beleidigungen und „Gaslighting"

Narzissten benutzen häufig persönliche Angriffe, Beleidigungen und das bereits erwähnte Gaslighting, um die andere Person zu manipulieren.

Beispiele:

— „Du bist so dumm, dass du nie etwas richtig machen kannst."

— „Das hast du dir nur eingebildet, das habe ich nie gesagt."

Tipps: Es ist wichtig, sich der verbalen Manipulation bewusst zu sein und sich nicht von den persönlichen Angriffen beeinflussen zu lassen. Vermeiden Sie es, sich verteidigen zu müssen oder sich auf einen Streit einzulassen. Bleiben Sie ruhig und sachlich. Konzentrieren Sie sich auf die Fakten und bringen Sie Ihre eigenen Gedanken und Gefühle klar zum Ausdruck. Setzen Sie klare Grenzen und distanzieren Sie sich gegebenenfalls von der manipulierenden Person.

Versteckte Demütigung

Direkte Beleidigungen sind leicht zu erkennen; viel schwieriger ist es, Anspielungen, herablassenden Ton, abfällige Bemerkungen und Witze zu widerstehen. Toxische Personen verwenden oft zweideutige Kommentare oder versteckte Demütigungen, um ihr Gegenüber zu provozieren und in ein Gespräch zu verwickeln. Sie verwenden subtile Bemerkungen, die scheinbar neutral sind, in Wirklichkeit aber abwertend oder demütigend gemeint sind.

Beispielworte:

— „Deine Freundin hat eine tolle Figur, es ist offensichtlich, dass sie auf sich achtet. Davon könntest du eine Menge lernen".

— „Das ist eine interessante Meinung, aber ich bezweifle, dass du genug Fachwissen hast, um das wirklich zu verstehen."

Tipps: Erkennen Sie die versteckte Demütigung oder Provokation in solchen Kommentaren. Reagieren Sie nicht defensiv, sondern bleiben Sie ruhig und sachlich. Ignorieren Sie die Demütigung und konzentrieren Sie sich auf das eigentliche Thema. Wenn die andere Person solche Kommentare wiederholt, kann es notwendig sein, Grenzen zu setzen und das Gespräch zu beenden.

Etikettierung
Etikettierung ist eine verbale Manipulationstechnik, bei der toxische Menschen Standpunkte oder Meinungen abwerten und die andere Person mit negativen Etiketten versehen. Auf diese Weise versuchen sie, die Glaubwürdigkeit der Person zu untergraben und ihre Argumente zu diskreditieren.

Beispiele:

— „Du bist immer so empfindlich und reagierst auf alles über."

— „Deine Meinung ist völlig absurd und unvernünftig."

Tipps: Reagieren Sie auf keinen Fall defensiv auf die Etikettierung. Bleiben Sie ruhig und sachlich. Machen Sie deutlich, dass abwertende Etikettierungen inakzeptabel sind und dass Sie respektvoll behandelt werden möchten. Konzentrieren Sie sich auf die Argumente und diskutieren Sie auf einer sachlichen Ebene. Wenn die andere Person nicht bereit ist, respektvoll zu kommunizieren, kann es das Beste sein, das Gespräch zu beenden.

Verallgemeinerungen

Toxische Personen verwenden häufig Verallgemeinerungen, um ihre Argumente zu verstärken und die andere Person herabzusetzen. Sie machen übertriebene und pauschale Aussagen, um die andere Person als fehlerhaft und unzufrieden darzustellen.

Beispiele

— „Du bist immer so undankbar und nie zufrieden."

— „Du reagierst immer auf alles über."

— „Ist dir klar, dass dich in dieser Situation alle verurteilen?"

Tipps: Zunächst ist es wichtig, Verallgemeinerungen als solche zu erkennen. Dann auf konkrete Situationen oder Ereignisse eingehen und die übertriebenen Aussagen widerlegen. Zeigen Sie, dass solche Verallgemeinerungen nicht der Realität entsprechen und dass Sie auch positive und befriedigende Erfahrungen gemacht haben. Bleiben Sie ruhig und sachlich.

Verdrehen und Verzerren von Standpunkten

Toxische Menschen, wie z.B. Narzissten, neigen dazu, die Ansichten anderer bis ins Absurde zu verdrehen und zu verzerren. Sie interpretieren die Aussagen des anderen bewusst falsch, um ihn in ein schlechtes Licht zu rücken und ihre eigenen Argumente zu stärken.

Beispiele:

— „Du hast gesagt, du machst nie Fehler. Wie arrogant du bist!"

— „Du bist gegen alles, was ich vorschlage. Du willst einfach nicht, dass ich glücklich bin."

Tipps: Bleiben Sie bei Ihren ursprünglichen Standpunkten und lassen Sie sich nicht auf das verdrehte Argumentationsspiel ein. Klarstellen Sie Ihre Aussagen und machen Sie deutlich, dass die Verzerrungen nicht der Wahrheit entsprechen. Bleiben Sie bei den Fakten und vermeiden Sie endlose Diskussionen. Kehren Sie zum eigentlichen Thema zurück und bestehen Sie auf einer klaren und sachlichen Kommunikation.

Thema wechseln, um Verantwortung zu vermeiden

Eine Person wechselt das Thema, um sich der Verantwortung für das eigene Verhalten zu entziehen. Anstatt sich mit dem Anliegen oder der Kritik der anderen Person auseinanderzusetzen, lenkt sie das Gespräch auf etwas anderes oder wechselt das Thema.

Beispiele:

— „Lass uns jetzt nicht über meine Fehler reden, sondern über deine."

— „Ja, aber was ist mit dem, was du gestern gemacht hast? Das ist viel schlimmer."

Tipps: Lassen Sie sich nicht durch einen Themenwechsel ablenken. Bringen Sie das Gespräch auf das ursprüngliche Thema zurück und bestehen Sie darauf, dass die Verantwortung für das eigene Verhalten anerkannt wird. Bleiben Sie konsequent und beharrlich beim eigentlichen Thema, um eine konstruktive Lösung zu finden.

Denken Sie immer daran, dass diese verbalen Manipulationstechniken von toxischen Menschen eingesetzt werden, um ihre eigene Macht zu erhalten und ihr Gegenüber zu kontrollieren. Wenn Sie selbst diese Strategien erkennen, können Sie Ihre eigenen Grenzen schützen oder destruktive Kommunikation sofort vermeiden.

Strategien und Techniken, um sich von toxischen Personen zu distanzieren, ohne sich selbst zu schaden

Der Prozess des Loslassens von toxischen Menschen kann eine herausfordernde und schmerzhafte Aufgabe sein. Es erfordert Mut und Selbstfürsorge, sich aus einer toxischen Partnerschaft, Freundschaft oder Arbeitsbeziehung zu lösen. Der folgende Algorithmus zur Distanzierung und Beendigung einer toxischen Beziehung bietet eine Schritt-für-Schritt-Anleitung, um den Prozess der Befreiung und des Neuanfangs zu unterstützen.

Schritt 1: Selbsterkenntnis und Bewusstwerdung. Der erste Schritt besteht darin, sich die Zeit zu nehmen, die eigene Situation zu analysieren und zu erkennen, dass die Beziehung toxisch ist. Es ist wichtig, auf wiederkehrende negative Muster und deren Auswirkungen auf das eigene Wohlbefinden zu achten.

Schritt 2: Ein Unterstützungsnetzwerk aufbauen. Suchen Sie Unterstützung bei vertrauten Freunden, Familienmitgliedern oder Fachleuten wie Therapeuten oder Beratern. Suchen Sie Unterstützung bei vertrauten Freunden, Familienmitgliedern oder Fachleuten wie Therapeuten oder Beratern. Sprechen Sie mit ihnen über Ihre Erfahrungen und Gefühle, um emotionale Unterstützung und Rat zu erhalten. Ein starkes Unterstützungsnetzwerk kann Ihnen durch schwierige Zeiten helfen und Ihnen zusätzliche Perspektiven und Lösungsansätze bieten.

Schritt 3: Entscheidungen treffen und Alternativen finden. Überlegen Sie, welche Möglichkeiten Sie haben, um aus der toxischen Beziehung auszusteigen. Je nach Situation kann dies z.B. die Suche nach einer neuen Arbeitsstelle, das Beenden einer Freundschaft oder das Einreichen einer Scheidung sein. Denken Sie dabei auch an rechtliche und finanzielle Aspekte und holen Sie sich gegebenenfalls professionellen Rat.

Schritt 4: Grenzen setzen. Setzen Sie klare Grenzen und kommunizieren Sie diese respektvoll mit der betroffenen toxischen Person. Dazu gehört, dass Sie persönliche Standards setzen und Ihre eigenen Bedürfnisse und Erwartungen kommunizieren. Seien Sie dabei konsequent und beharrlich.

Schritt 5: Beenden oder minimieren Sie den Kontakt. Wenn es möglich und angemessen ist, sollten Sie erwägen, den Kontakt mit der toxischen Person zu beenden oder zu minimieren. Schützen Sie Ihre eigene psychische und emotionale Gesundheit, indem Sie sich von negativen Einflüssen distanzieren.

Schritt 6: Emotionelle Distanz aufbauen. Arbeiten Sie daran, sich aus der emotionalen Abhängigkeit zu lösen und investieren Sie Zeit und Energie in Ihre eigene Heilung und Selbstfürsorge. Konzentrieren Sie sich auf Ihre eigenen Bedürfnisse und Interessen, entdecken Sie neue Hobbys und Aktivitäten, die Ihnen Freude bereiten. Stärken Sie Ihre emotionale Widerstandskraft und finden Sie Ihren eigenen Weg zur inneren Heilung.

Schritt 7: Loslassen und Vergeben. Sich darin üben, loszulassen und zu verzeihen, sowohl den giftigen Menschen als auch sich selbst gegenüber. Sich darin üben, loszulassen und zu verzeihen, sowohl den giftigen Menschen als auch sich selbst gegenüber. Lassen Sie negative Gefühle und Groll los, um Raum für persönliches Wachstum und Heilung zu schaffen. Vergebung ist ein wichtiger Schritt, um sich von der Vergangenheit zu befreien und nach vorne zu blicken.

Wenn Sie sich von einem narzisstisch toxischen Partner trennen, sollten Sie ebenfalls Vorsichtsmaßnahmen ergreifen. Denn diese Menschen neigen oft zu Aggression, Rache oder Stalking.

Statt in Schuldzuweisungen und Streit zu verfallen, ist es wichtig, die Situation sachlich zu betrachten und mögliche Reibungspunkte zu vermeiden. Dies gilt sowohl vor als auch nach dem Ende der Beziehung.

«Langsamer Rückzug» – Technik für den Ausstieg aus einer Beziehung

Reduzieren Sie allmählich die Aufmerksamkeit für die Person, um einen sanften Rückzug zu ermöglichen. Ausreden können dabei hilfreich sein: Wenn

Sie sich allmählich aus dem Leben einer narzisstischen Person zurückziehen, ist es wichtig, eine Ausrede zu haben, die die Person glaubwürdig findet. Das können zum Beispiel berufliche Verpflichtungen, dringende Angelegenheiten oder ein wichtiges Projekt sein, das keine Zeit für andere Dinge lässt.

Wenn Ihr Ausstieg eine negative Reaktion hervorruft und die Person Ihnen gefährlich erscheint, brauchen Sie eine ernsthaftere Ausstiegsstrategie und einen sicheren Ausstiegsplan. In diesem Fall ist es ratsam, sich von einer Fachperson wie einem Psychologen, einem Scheidungsanwalt oder einem Personalverantwortlichen eines Unternehmens beraten zu lassen.

KAPITEL 4

WIE MAN SICH AUS EINER NARZISSTISCHEN BEZIEHUNG ERHOLT

Warum ist der Ausstieg aus einer toxischen Beziehung so schwierig?

Eine typische Geschichte einer Beziehung mit einem Narzissten könnte so aussehen:

Emilie war ein schüchternes Mädchen mit strengen Eltern und wenig Erfahrung mit Männern. Als sie mit 23 Jahren in einer anderen Stadt studierte und Max kennenlernte, schien er unwiderstehlich und perfekt zu sein: Er war einige Jahre älter als sie, sah gut aus, löste ihre Probleme und trat selbstbewusst auf.

Max erwartete von Emi, dass sie ihn ständig bewunderte und seine Eitelkeit förderte. Er sagte ihr oft Dinge wie: „Du hast Glück, mit jemandem wie mir zusammen zu sein. Du kannst von mir lernen und deine Fähigkeiten verbessern. Emi fühlte sich oft klein und unbedeutend, während Max sich immer größer und mächtiger fühlte. „Mit deinem Charakter wirst du es schwer haben, einen Mann zu finden, wenn ich mit dir Schluss mache", sagte er manchmal. „Du hast Glück, dass du mich hast." Er versicherte ihr auch, dass er im Bett unwiderstehlich sei und einen guten und interessanten Job habe.

Einmal, am Anfang ihrer Beziehung, zeigte Emi ihm Gedichte, die sie geschrieben hatte und die von ihren Freunden im Literaturclub gelobt worden waren. „So ein Quatsch", sagte Max, „ das klingt wie die Experimente einer Fünfzehnjährigen. Es gibt wirklich viele tolle und kluge Frauen, die so kreativ sind, aber in deinem Fall wäre es besser, du würdest dich um das Haus und einen Mann kümmern." Emi glaubte dem Mann, den sie liebte, und gab das Schreiben auf. Zum Glück gab sie wenigstens ihr Studium nicht auf und schloss es erfolgreich mit dem Bachelor ab.

Wenn Emi ihm von erfolgreichen Projekten bei der Arbeit erzählte, unterbrach er sie schnell und begann, von seinen eigenen beruflichen Erfolgen oder denen von Frauen, die er kannte, zu erzählen. Er behauptete, seine eigenen Erfolge seien viel wichtiger.

Schließlich, nach zweieinhalb Jahren Beziehung, begann Max sie offen zu betrügen und verließ sie für eine andere Frau, die „viel schöner als sie und unwiderstehlich" war. Emilie war monatelang schwer depressiv und ihre Beziehungen zu Männern scheiterten immer wieder. Nach einer Psychotherapie gelang es ihr schließlich, wieder an sich zu glauben und einen Mann zu finden, der sich für sie interessierte und ihre Interessen und Ansichten respektierte. Emilie begann auch wieder zu schreiben. Ihre Kurzgeschichtensammlung wurde kürzlich von einem renommierten Verlag veröffentlicht, und sie arbeitet jetzt als Kreativspezialistin für eine angesehene Werbeagentur und reist viel mit ihrem neuen Freund um die Welt.

Später erfuhr Emi, dass Max im Laufe der Jahre mehrere Frauen hatte und sich schließlich von allen trennte. Auch beruflich ging es bergab. Er ist sehr verbittert über die Welt und glaubt, dass die Menschen seine Talente nicht zu schätzen wissen.

Die Gründe, warum Menschen in toxischen Beziehungen bleiben, sind vielfältig und komplex. Sowohl psychologische als auch hormonelle und biochemische Faktoren spielen eine Rolle:

Psychologische Gründe

- Geringes Selbstwertgefühl: Menschen mit geringem Selbstwertgefühl sind anfälliger für Manipulation.
- Co-Abhängigkeit und Bindungstrauma: Menschen mit co-abhängigen Mustern vernachlässigen oft ihre eigenen Bedürfnisse und konzentrieren sich übermäßig auf andere, was sie anfällig für toxische Beziehungen macht. Menschen mit Bindungstraumata neigen oft dazu, missbräuchliches Verhalten zu bagatellisieren und eine starke Abhängigkeit von der anderen Person zu entwickeln.

- Familiäre Prägung: Das Aufwachsen in einer Familie, in der toxische Beziehungen normal waren, erhöht das Risiko, ähnliche Muster in den eigenen Beziehungen zu wiederholen.
- Erhöhte angeborene Empathie und Gewissenhaftigkeit: Menschen mit hoher Empathie neigen dazu, in die Falle der Mitleidsmanipulation zu tappen. Toxische Partner spielen die Rolle des Opfers, um immer wieder Mitleid zu erregen und das Opfer weiter für ihre eigenen Zwecke zu benutzen.

Hormonelle und biochemische Gründe

Das Leben in einer toxischen Beziehung wirkt sich auch auf unser Hormonsystem aus, das eng mit unserer Stimmung und unseren Gefühlen verbunden ist:

- Oxytocinspiegel: Toxische Personen können gezielt Verhaltensweisen einsetzen, um die Ausschüttung von Oxytocin bei ihren Opfern zu fördern und eine starke emotionale Bindung aufzubauen, die es schwer macht, sich von ihnen zu lösen.
- Dopamin: Emotionale Schwankungen aufgrund unregelmäßiger Belohnungen können die Ausschüttung von Dopamin erhöhen und das Liebesinteresse verstärken.
- Cortisol und Adrenalin: Toxische Beziehungen können chronischen Stress verursachen und die Ausschüttung von Stresshormonen wie Cortisol und Adrenalin erhöhen, was es

schwierig macht, sich aus der toxischen Beziehung zu lösen.

Tipps für eine schnellere Erholung nach der Trennung von einer toxischen Person

Wenn man an seine früheren Liebespartner denkt, kann man feststellen, dass es in einigen Fällen relativ leicht ist, eine neue Beziehung einzugehen. In anderen Fällen ist es jedoch über viele Jahre hinweg problematisch. Oft liegt es am Grad der sogenannten «Vergiftung». Das hängt davon ab, wie sehr man durch die Beziehung mit einer solchen Person traumatisiert wurde.

Während einer Beziehung mit einem Narzissten oder einem anderen toxischen Partner entsteht eine starke emotionale und hormonelle Abhängigkeit. Und genau hier liegt der Schlüssel: Um diese Abhängigkeit zu überwinden, brauchen wir mehr positive Emotionen, einen ausgeglichenen Hormonhaushalt und neue Lebensziele, die durch persönliche Weiterentwicklung, interessante Hobbys und Fürsorge für andere erreicht werden können.

Ich möchte Sie ermutigen, sich nicht schuldig zu fühlen, wenn Sie sich entscheiden, sich von Ihrem toxischen Partner, Freund oder Kollegen zu distanzieren. Es ist wichtig für Ihr eigenes Wohlbefinden und Ihre persönliche Entwicklung.

Wie können Sie sich selbst in dieser schwierigen Phase der Anpassung unterstützen? Hier sind einige Ideen und Tipps:

Suchen Sie sich neue, ungewöhnliche Aktivitäten, die Ihnen Spaß machen. Diese Aktivitäten müssen nicht extrem anspruchsvoll sein, sollten aber für Sie machbar und realistisch sein. Sie könnten zum Beispiel ein Musikinstrument lernen, eine neue Sportart ausprobieren, an einem Kunstprojekt arbeiten oder sich in der Natur entspannen. Freiwilligenarbeit ist eine großartige Möglichkeit, Erholung in der Natur mit einer sinnvollen Tätigkeit und Reisen zu verbinden. Wenn Sie solche Aktivitäten in Ihr Leben integrieren, können Sie Dopamin freisetzen, ein Hormon, das mit Belohnung und Freude in Verbindung gebracht wird. Es ist wichtig, dass Sie sich erlauben, diese Aktivitäten zu genießen und sich bewusst Zeit dafür nehmen.

Suchen Sie nach neuen Bekanntschaften mit ähnlichen Interessen, um Ihr soziales Netzwerk zu erweitern und neue positive Beziehungen aufzubauen. Dank der sozialen Medien ist es heute viel einfacher geworden, Kontakte zu Menschen und organisierten Gruppen mit ähnlichen Interessen zu finden. Treten Sie Gruppen bei, die Ihren Interessen entsprechen. Das kann zum Beispiel ein Sportverein, eine Reisegruppe, ein Netzwerk von Tierliebhabern oder ein Diskussionsclub sein. Auf diese Weise können Sie neue Kontakte knüpfen und positive soziale Interaktionen erleben.

Für diejenigen, die gerne Körperkontakt haben, sind die verschiedenen heilenden oder kreativen Praktiken, von der Massage über die

Kontaktimprovisation bis hin zu den verschiedenen Bereichen der körperorientierten Therapie, besonders angenehm. Umarmungen, Bodywork oder körperliche Aktivitäten wie Massagen oder Yoga können die Freisetzung von Oxytocin im Körper anregen. Diese Erfahrungen können Ihnen helfen, sich mit anderen Menschen auf einer tiefen emotionalen Ebene zu verbinden und positive Bindungen zu fördern. Gönnen Sie sich auch entspannende Massagen oder osteopathische Behandlungen, um körperliche und emotionale Spannungen abzubauen und Ihren Körper in einen entspannten Zustand zu versetzen.

Engagieren Sie sich in einer ehrenamtlichen Tätigkeit, die Ihnen am Herzen liegt. Freiwilliges Engagement kann Ihnen helfen, Ihre Energie und Zeit sinnvoll einzusetzen und anderen Menschen zu dienen. Überlegen Sie sich, in welchem Bereich Sie helfen möchten, sei es im Tierschutz, in der Kinderbetreuung, im Umweltschutz oder in anderen sozialen Projekten. Indem Sie sich für etwas einsetzen, das größer ist als Sie selbst, können Sie nicht nur anderen Menschen helfen, sondern auch sich selbst verwirklichen und Ihrem Leben einen Sinn geben.

Cortisol ist ein Hormon, das mit Stress in Verbindung gebracht wird, während Serotonin mit Stimmung, Glück und Wohlbefinden in Verbindung gebracht wird. **Regelmäßige Spaziergänge** und Sonnenbäder können helfen, den Cortisolspiegel zu senken und die Serotoninproduktion anzuregen.

Eine gesunde Ernährung mit nährstoffreichen Lebensmitteln und weniger Genussmitteln wie Kaffee fördert nicht nur die körperliche Gesundheit, sondern kann sich auch positiv auf die Stimmung auswirken.

Zeitmanagement: Wie organisiert man das Leben nach einer Trennung

In den ersten Wochen oder Monaten nach der Trennung von einem toxischen Partner entstehen Probleme auch dadurch, dass viel Freizeit frei geworden ist und es nichts gibt, womit man sich beschäftigen kann. Wie kann man in dieser Übergangsphase seine Zeit einteilen und sich selbst unterstützen?

Machen Sie sich einen Plan, wie Sie die Zeit, die Sie bisher mit der toxischen Person verbrachten, nun für etwas Positives und Sinnvolles nutzen können. Überlegen Sie, welche neuen Aktivitäten, Hobbys oder persönlichen Ziele Sie verfolgen möchten. Planen Sie Ihre Zeit bewusst ein und setzen Sie sich kleine Schritte und Meilensteine, um Ihre Ziele zu erreichen. Wenn Sie Ihre Energie und Aufmerksamkeit auf konstruktive Dinge lenken, können Sie sich schneller aus der emotionalen Abhängigkeit befreien.

Geben Sie sich Zeit, um über den Verlust der Beziehung zu trauern. Es ist wichtig, dass Sie Ihre Gefühle akzeptieren und Raum für Trauer und Heilung schaffen. Nehmen Sie sich zum Beispiel jeden Tag eine halbe Stunde Zeit, in der Sie sich erlauben, Ihre Gefühle zu erleben und über die toxische Person nachzudenken. Danach ist es jedoch wichtig, sich

„Stopp" zu sagen und Ihre Aufmerksamkeit bewusst auf andere Bereiche Ihres Lebens zu lenken.

Nutzen Sie die Regel des Aufschubs, um impulsive Handlungen zu vermeiden. Wenn Sie das dringende Bedürfnis haben, Ihren Ex-Partner oder Ihre Ex-Partnerin sofort anzurufen oder zu treffen, setzen Sie sich eine Frist. Sagen Sie sich, dass Sie es in drei Tagen tun werden und geben Sie sich in der Zwischenzeit Zeit, über Ihre Entscheidung nachzudenken. Oft werden die heftigen Gefühle und das Verlangen nachlassen, da diese Wellen intensiver Gefühle kommen und gehen.

Wenn es nicht möglich ist, die Beziehung vollständig zu beenden, **reduzieren Sie den Kontakt auf ein Minimum**. Überlegen Sie sich, welche Formen der Kommunikation für Sie akzeptabel sind und welche Sie vermeiden sollten. Setzen Sie klare Grenzen und teilen Sie diese gegebenenfalls der toxischen Person mit. Es kann hilfreich sein, sich auf eine geschäftliche oder oberflächliche Ebene zu beschränken und persönliche Themen im Gespräch zu vermeiden.

Akzeptieren Sie sich und Ihre Reaktionen auf den Verlust der Beziehung. Wenn Sie einen Rückfall haben oder sich schwach fühlen, sagen Sie sich: „Ja, so ist es jetzt. Das ist normal." Es ist wichtig, dass Sie mitfühlend und verständnisvoll mit sich selbst umgehen und sich nicht selbst verurteilen, wenn Sie einen Rückfall haben. Akzeptieren Sie, dass es ein Prozess ist und dass es Zeit braucht, sich von toxischen Beziehungen zu erholen.

KAPITEL 5

WIE MAN GESUNDE BEZIEHUNGEN AUFBAUT

Wie sehen gesunde Beziehungen aus?

Gesunde Beziehungen zeichnen sich durch bestimmte Merkmale aus, die sie von toxischen Beziehungen unterscheiden. Die wichtigsten Merkmale gesunder Beziehungen sind:

- **Gegenseitiger Respekt**: In einer gesunden Beziehung gibt es gegenseitigen Respekt für die Individualität, die Meinung und die Grenzen des anderen. Jeder Partner wird als eigenständige Person respektiert.

- **Offene und ehrliche Kommunikation**: Beide Partner können offen und ehrlich miteinander kommunizieren. Sie können ihre Gedanken, Bedürfnisse und Gefühle ohne Angst vor negativen Konsequenzen äußern.

- **Unterstützung und Empathie:** Gesunde Beziehungen zeichnen sich durch gegenseitige Unterstützung und Empathie aus. Die Partner ermutigen und unterstützen sich gegenseitig in ihren Zielen und sind in schwierigen Zeiten füreinander da.
- **Vertrauen:** Vertrauen ist ein wesentlicher Bestandteil einer gesunden Beziehung. Beide Partner vertrauen einander und fühlen sich in der Beziehung sicher und geborgen.
- **Gegenseitige Abhängigkeit:** Eine gesunde Beziehung basiert auf einem ausgewogenen Geben und Nehmen. Beide Partner tragen zum Gelingen der Beziehung bei und sind nicht einseitig voneinander abhängig.
- **Konfliktlösung:** Konflikte werden konstruktiv im Sinne einer Win-Win-Situation gelöst. Die Partner hören einander zu, respektieren unterschiedliche Standpunkte und arbeiten gemeinsam an Lösungen.
- **Individuelle Freiheit:** Die individuelle Freiheit und Autonomie jedes Partners wird in Beziehungen respektiert. Jeder Partner hat Raum für persönliches Wachstum und eigene Interessen.
- **Freude aneinander:** Eine gesunde Beziehung bringt Freude und Glück in das Leben beider Partner. Sie können positive Erfahrungen miteinander teilen und sich gegenseitig unterstützen, um das Leben in vollen Zügen zu genießen.

- **Gegenseitige Akzeptanz**: In einer ausgeglichenen Beziehung werden die Partner so akzeptiert, wie sie sind, ohne den Wunsch zu haben, den anderen zu verändern.

Im Vergleich dazu sind toxische Beziehungen durch eine ungesunde Dynamik gekennzeichnet. Sie sind gekennzeichnet durch Ungleichgewicht, Missbrauch, Manipulation, mangelnde Kommunikation und Respektlosigkeit. In toxischen Beziehungen kommt es häufig zu Machtspielen, emotionaler Gewalt und einseitiger Abhängigkeit. Die Partner fühlen sich unsicher, unglücklich und haben Schwierigkeiten, ihre eigenen Bedürfnisse zu befriedigen. Konflikte werden nicht konstruktiv gelöst, sondern führen zu weiteren Spannungen und Schäden in der Beziehung.

Wenn Sie positive und unterstützende Menschen in Ihrem Leben auswählen möchten, klären Sie zunächst Ihre eigenen Werte und Bedürfnisse und suchen Sie nach Menschen mit ähnlichen Zielen und Werten. Achten Sie auf positive Eigenschaften wie Einfühlungsvermögen, Ehrlichkeit und Respekt. Beobachten Sie das Verhalten und den Umgang mit anderen. Vertrauen Sie schließlich Ihrem Bauchgefühl und achten Sie auf mögliche Unstimmigkeiten in der Beziehung.

Wenn Ihnen etwas an einer Person nicht ganz richtig erscheint, nehmen Sie diese Gefühle ernst und überlegen Sie, ob die Beziehung gesund ist.

Auf dem Weg zu gesunden Beziehungen: Die Arbeit an sich selbst, um toxische Muster zu vermeiden

Um gesunde, nicht toxische Beziehungen aufzubauen, ist es auch wichtig, an sich selbst zu arbeiten. Hier sind einige Schritte, die Ihnen dabei helfen können:

Nehmen Sie sich Zeit, um Ihre eigenen Werte, Bedürfnisse und Grenzen zu erkennen und zu verstehen. Wenn Sie sich Ihrer Stärken und Schwächen bewusst werden, können Sie ein gesundes Selbstwertgefühl entwickeln.

Üben Sie Achtsamkeit, um Ihre eigenen Gefühle, Gedanken und Verhaltensmuster besser wahrzunehmen. Dadurch werden Sie sensibler für ungesunde Dynamiken und können diese frühzeitig erkennen und darauf reagieren.

Lernen Sie, klare Grenzen zu setzen und diese zu kommunizieren. Respektieren Sie Ihre eigenen Bedürfnisse und stehen Sie dazu, auch wenn andere versuchen, diese zu überschreiten.

Achten Sie auf Ihre körperliche und seelische Gesundheit. Geben Sie Ihrem Wohlbefinden Priorität und nehmen Sie sich regelmäßig Zeit für Entspannung, Erholung und Selbstpflege.

Informieren Sie sich über toxische Verhaltensmuster und Persönlichkeitstypen, damit Sie diese besser erkennen und vermeiden können. Bilden Sie sich weiter, um ein besseres Verständnis für zwischenmenschliche Beziehungen zu entwickeln.

Darüber hinaus kann es hilfreich sein, **professionelle Unterstützung in Anspruch zu nehmen**. Ein erfahrener Psychologe oder Psychotherapeut kann Ihnen helfen, nicht nur die Auswirkungen traumatischer Kindheitserlebnisse zu bewältigen, sondern auch spezifische Traumata, die aus toxischen Beziehungen resultieren. Er kann Ihnen helfen, die tieferen Ursachen für Ihr Verhalten und Ihre Reaktionsmuster zu verstehen und geeignete Bewältigungsstrategien zu entwickeln. Auch in der Übergangsphase kann ein Therapeut wertvolle Unterstützung bieten, um Verluste, Ängste und Unsicherheiten zu verarbeiten. Eine professionelle Begleitung kann den Weg zu gesunden Beziehungen beschleunigen und die Rehabilitationszeit verkürzen.

Denken Sie daran, dass es wichtig ist, sich selbst wertzuschätzen und toxische Partner nicht zu idealisieren. Durch gezielte Selbstfürsorge und Stärkung der eigenen Resilienz können Sie Ihre innere Heilung unterstützen und zu einem erfüllten Leben zurückfinden.

Nicht übertreiben: Wenn Leute nicht so toxisch sind, wie wir denken

Zum Abschluss dieses Buches möchte ich Sie daran erinnern, dass wir manchmal dazu neigen, Menschen als toxisch einzustufen, obwohl sie es vielleicht gar nicht sind. Dies kann auf unsere eigene Projektion zurückzuführen sein. Unsere Ängste, Unsicherheiten und vergangenen Erfahrungen können uns dazu verleiten, negative Annahmen über andere Menschen zu treffen oder ihre Handlungen negativ zu interpretieren. Es ist wichtig, sich dieser Tendenz bewusst zu sein und zu erkennen, dass unsere Wahrnehmung verzerrt sein kann.

Um zu einer objektiveren Sichtweise zu gelangen, ist es hilfreich, sich selbst zu reflektieren und zu überprüfen, ob unsere Reaktionen und Wahrnehmungen in einem angemessenen Verhältnis zu den tatsächlichen Handlungen der Menschen stehen. In solchen Situationen kann es auch hilfreich sein, mit vertrauten Freunden, Familienmitgliedern oder einem Therapeuten über unsere Wahrnehmungen zu sprechen. Durch den Austausch mit anderen können wir neue Perspektiven gewinnen und eine ausgewogenere Sicht auf die Situation entwickeln. Vielleicht stellt man dabei auch fest, dass man selbst manchmal „toxisch" ist und kann sich von negativen Verhaltensmustern befreien.

Ein bewusster und selbstreflektierter Umgang ermöglicht es uns, gesunde und nicht toxische Beziehungen aufzubauen und zu pflegen.

SCHLUSSWORT

In diesem Buch ging es darum, mit toxischen Menschen umzugehen und Grenzen zu setzen.

Die Konfrontation mit einer toxischen Person erfordert Mut, Selbstvertrauen und die Bereitschaft, für sich selbst einzustehen. Es bedeutet, sich aus schädlichen Beziehungen zu lösen, negative Verhaltensmuster zu erkennen und die eigenen Bedürfnisse in den Vordergrund zu stellen.

Das Setzen von Grenzen ermöglicht es uns, unsere eigenen Bedürfnisse und Werte zu respektieren. Es fördert gesunde Beziehungen und schützt uns vor Ausbeutung und Manipulation. Deshalb lernten wir verschiedene Methoden und Techniken kennen, um Grenzen zu setzen.

Es ist jedoch wichtig zu erkennen, dass der Prozess des Umgangs mit toxischen Menschen kein einfacher und kurzer Weg ist. Er erfordert Geduld, Ausdauer und manchmal auch professionelle Unterstützung, sei es durch Therapie oder rechtliche Beratung.

Wir hoffen, dass Ihnen dieses Buch wertvolle Einsichten und praktische Anleitungen für einen effektiven Umgang mit toxischen Menschen vermittelt und Ihnen hilft, eine für Sie schmerzhafte Beziehung aus einer neuen Perspektive zu betrachten. Denken Sie daran, dass Ihre Gesundheit und Ihr Wohlbefinden von größter Bedeutung sind und dass es in Ordnung ist, sich aus schädlichen Beziehungen zu lösen und sich selbst zu schützen.

Mögen Sie ein Leben voller gesunder Beziehungen, Selbstachtung und innerer Stärke führen.